தொடக்கநிலையாளர்களுக்கான
IKIGAI

THE JAPANESE ANSWER TO FINDING LONG LASTING INNER JOY, ADD MEANING TO YOUR LIFE, CHANGE YOUR LIFE AND FINDING PURPOSE

ஜாத் ஜார்ஜ்

Copyright © Zaad George
All Rights Reserved.

This book has been self-published with all reasonable efforts taken to make the material error-free by the author. No part of this book shall be used, reproduced in any manner whatsoever without written permission from the author, except in the case of brief quotations embodied in critical articles and reviews.

The Author of this book is solely responsible and liable for its content including but not limited to the views, representations, descriptions, statements, information, opinions and references ["Content"]. The Content of this book shall not constitute or be construed or deemed to reflect the opinion or expression of the Publisher or Editor. Neither the Publisher nor Editor endorse or approve the Content of this book or guarantee the reliability, accuracy or completeness of the Content published herein and do not make any representations or warranties of any kind, express or implied, including but not limited to the implied warranties of merchantability, fitness for a particular purpose. The Publisher and Editor shall not be liable whatsoever for any errors, omissions, whether such errors or omissions result from negligence, accident, or any other cause or claims for loss or damages of any kind, including without limitation, indirect or consequential loss or damage arising out of use, inability to use, or about the reliability, accuracy or sufficiency of the information contained in this book.

Made with ♥ on the Notion Press Platform
www.notionpress.com

பொருளடக்கம்

1. இகிகை என்றால் என்ன — 1
2. இகிகையின் வரைபடம் — 4
3. Ikigai இன் எடுத்துக்காட்டுகள் — 8
4. Ikigai எப்படி வாழ்க்கையை மாற்றும் — 13

முற்றும் — 23

தொடக்கநிலையாளர்களுக்கான IKIGAI

நீண்டகால உள் மகிழ்ச்சியைக் கண்டறிவதற்கான ஜப்பானிய பதில், உங்கள் வாழ்க்கையில் அர்த்தத்தைச் சேர்க்கவும், உங்கள் வாழ்க்கையை மாற்றவும் மற்றும் நோக்கத்தைக் கண்டறிதல்

ஜாத் ஜார்ஜ்
பதிப்புரிமை@2023

1

இகிகை என்றால் என்ன

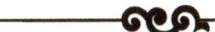

எங்கள் சிறிய நீல கிரகத்தில் வாழ்வது எப்போதும் எளிதானது அல்ல. காலையில், படுக்கையில் இருந்து வெளியேற உங்களைத் தூண்டுவது கடினமாக இருக்கலாம்.

சிலர் எப்போது சென்றாலும் அவர்களுடன் மகிழ்ச்சியைக் கொண்டு வரலாம்.

அவர்களின் ரகசியம் என்ன?

மகிழ்ச்சியான மற்றும் வெற்றிகரமான வாழ்க்கைக்கான திறவுகோலை நான் எங்கே காணலாம்?

நீங்கள் வாழ்க்கையில் எவ்வளவு திருப்தியாக இருக்கிறீர்கள் என்பதைக் கருத்தில் கொள்ள எத்தனை முறை இடைநிறுத்துகிறீர்கள்? எளிய விஷயங்களுக்கு உங்களை மகிழ்விக்கும் சக்தி உள்ளதா? உங்களை விட பெரிய ஒன்றை நீங்கள் நம்புகிறீர்களா, இது கடினமான காலங்களில் தொடர்ந்து செல்ல உங்களுக்கு பலத்தை அளிக்கிறதா?

வாழ்த்துக்கள், இந்தக் கேள்விகளுக்கு நீங்கள் ஆம் என்று பதிலளித்திருந்தால், உங்களிடம் ஏற்கனவே ஒரு ikigai இருக்கலாம். நீங்கள் ஏற்கனவே உங்கள் வழக்கத்தில் சேர்க்கவில்லை என்றால், ஒருவேளை நீங்கள் தொடங்க வேண்டும்.

கீழே ஜப்பானிய மற்றும் மேற்கத்திய பார்வையில் இருந்து ikigai ஐ வரையறுப்போம். உங்கள் அன்றாட வாழ்வில் ஐகிகையை எவ்வாறு

பயன்படுத்துவது என்பதைக் கண்டறியவும், இதன் மூலம் நீங்கள் அதிக அமைதியையும், அர்த்தத்தையும், மகிழ்ச்சியையும் அனுபவிப்பீர்கள்.

ஒருவர் எந்த நோக்கத்திற்காக வாழ்கிறார் (இகிகை)?

ஜப்பானிய வார்த்தையான ikigai ("ee-kee-guy" என்று உச்சரிக்கப்படுகிறது) என்பது ஒருவரின் வாழ்க்கையில் அர்த்தம் மற்றும் நிறைவுக்கான ஆதாரங்களைக் குறிக்கிறது.

இது மேற்கத்திய சமுதாயத்தில் ஒப்பீட்டளவில் புதிய கருத்தாகும், மேலும் இது "மகிழ்ச்சிக்கான திறவுகோல்" அல்லது "முடிவற்ற திருப்தியின் ஆதாரம்" என்று பலவிதமாக விவரிக்கப்படுகிறது. (இது ஏன் முற்றிலும் உண்மை இல்லை என்பதை கீழே விளக்குவோம்.)

ஜப்பானிய வார்த்தையான ikigai என்பது "வாழ்க்கை," "iki," மற்றும் "kai" ஆகியவற்றிற்கான எழுத்துக்களைக் கொண்டுள்ளது, இவை அனைத்தும் "விளைவு, விளைவு, மதிப்பு, நன்மை அல்லது மதிப்பு" ஆகியவற்றைக் குறிக்கின்றன. இக்கியும் கையும் இணைந்து நமக்கு இகிகை அல்லது வாழ்க்கைக்கு ஒரு அர்த்தத்தை வழங்குகின்றன.

("k" ஏன் "g" ஆக மாறுகிறது என்று நீங்கள் யோசித்தால், இந்த நிகழ்வு ஜப்பானிய மொழியில் "ரெண்டாகு" என்று அழைக்கப்படுகிறது. எடுத்துக்காட்டாக, kai இல் உள்ள "k" ஆரம்பத்தில் வரும் போது gai இல் குரல் "g" ஆக மாறும். ஜப்பானிய மொழியில் ஒரு கலவை.

ஜப்பானியர்கள் இகிகாய் என்ற கருத்தை நீண்ட காலமாக அறிந்திருக்கிறார்கள், ஆனால் மனநல மருத்துவர் மீகோ காமியா தனது 1966 ஆம் ஆண்டு புத்தகமான Ikigai ni tsuite - (- வாழ்க்கையின் அர்த்தத்தில்) அதை பிரபலப்படுத்தும் வரை இந்த வார்த்தை உண்மையில் ஜப்பானுக்கு வெளியே தொடங்கியது.

"இகிகை" என்ற சொல் எப்போது முதலில் தோன்றியது, அதன் தோற்றம் என்ன?

"இகிகாய்" என்ற சொல் ஹெயன் காலத்திலிருந்து (794 முதல் 1185 வரை) இருந்து வருகிறது. பேராசிரியர் அகிஹிரோ ஹசேகாவா இகிகை பற்றி ஆராய்ச்சி செய்வதற்கும் எழுதுவதற்கும் அதிக நேரத்தையும் சக்தியையும் செலவிட்டார்.

அவரைப் பொறுத்தவரை, காய் என்பது ஷெல் (காய்) அல்லது ஷெல்ஃபிஷிற்கான ஜப்பானிய வார்த்தையிலிருந்து பெறப்பட்டது. ஹியான் சகாப்தத்தின் கைவினைஞர்கள் குண்டுகளை கையால் வரை-

வது பொதுவானது, அவற்றின் மதிப்பை கணிசமாக அதிகரிக்கிறது. செல்வந்தர்கள் மட்டுமே இந்த அதிர்ச்சியூட்டும் குண்டுகளைப் பெற முடியும் என்பதால், காய் என்ற சொல் மதிப்பு, மதிப்பு, நன்மை போன்றவற்றின் நேரடிப் பொருளாக வளர்ந்தது.

2
இகிகையின் வரைபடம்

சமீபத்திய ஆண்டுகளில், "இகிகாய் மகிழ்ச்சிக்கான ஜப்பானியத் திறவு-கோல்" அல்லது "உங்கள் இகிகாயைக் கண்டறிதல்" போன்ற தலைப்புச் செய்திகளைக் கொண்ட கட்டுரைகள், முக்கிய வலைப்பதிவுகள் முதல் பிபிசி வரை பல்வேறு வகையான ஆன்லைன் வெளியீடுகளில் பெருகி வருகின்றன. ikigai என்ற கருத்து பெரும்பாலும் மேற்கில் தவறாகப் புரிந்து கொள்ளப்படுகிறது, இது சில நேரங்களில் "உங்கள் நோக்கத்தைக் கண்டறிதல்" பற்றி ஒரு குறிப்பிட்ட வென் வரைபடத்துடன் இணைக்கப்-படுகிறது.

மார்க் வின்னால் பிரபலப்படுத்தப்பட்ட மேற்கத்திய அர்த்தத்தில் Ikigai

வரைபடத்தை உருவாக்கும் நான்கு ஒன்றோடொன்று வட்டங்கள் உள்ளன. ஒவ்வொரு வட்டத்திலும் ஒரு கேள்வி உள்ளது, மேலும் அனைத்து கேள்விகளுக்கான பதில்களும் நபரின் வாழ்க்கையின் வேலையின் விளக்கத்தை சேர்க்கின்றன. ஒவ்வொரு விசாரணையையும் கவனமாக பரிசீலிப்பதன் மூலம், ஒருவர் அவர்களின் இகிகை அல்லது வாழ்க்கையின் அழைப்பைக் கண்டறியலாம் என்று நம்பப்படுகிறது.

நீங்கள் இப்போது பின்வரும் செயல்பாடுகளில் ஈடுபடுகிறீர்களா இல்-லையா என்பதை நான்கு வினவல்கள் ஆராயும்:

நீங்கள் மிகவும் விரும்புவது

முழு கிரகத்திற்கும் தேவைப்படும் ஒன்று

நீங்கள் சிறந்து விளங்கும் ஒன்று, நீங்கள் ஈடுசெய்யக்கூடிய ஒன்று

2011 இல் ஸ்பானிய ஜோதிடர் Andrés Zuzunaga உருவாக்கிய நோக்கம்-கண்டுபிடிப்பு அணுகுமுறையுடன் ikigai ஐடியாவை இணைப்பதன் மூலம், தொழிலதிபர் மார்க் வின் கிராஃபிக்கை பிரபலப்படுத்தினார். இது வைரலாகி, ஆங்கிலம் பேசும் நாடுகளில் ikigai என்பதன் வரையறையாகப் பயன்படுத்தப்பட்டு, நினைவுச்சின்னமாக மாறியது. (இக்கிகை பற்றிய பொதுவான தவறான புரிதல்களின் பரிணாமத்தை ஆவணப்படுத்தியதற்காக நிக்கோலஸ் கெம்ப் பாராட்டப்பட வேண்டும்.)

தனிநபர்கள் ஒரு சிறந்த வேலை-வாழ்க்கை சமநிலையை அடைய உதவுவதில் நோக்க வரைபடம் பயனுள்ளதாக இருந்தாலும், இது பொதுவான வாழ்க்கை வழிகாட்டுதலை விட தொழில்முறை வழிகாட்டலாகவே பார்க்கப்படுகிறது. ஜப்பானியர்களின் ஐகிகை போன்ற எதையும் இதில் காண முடியாது. ஆன்லைன் கிராஃபிக்கைப் பார்ப்பவர்கள், இதுவே இகிகைக்கான ஒரே பாதை என்றும், நீட்டிப்பதன் மூலம் உண்மையான மகிழ்ச்சி என்றும் நம்பலாம்.

ikigai வேலை செய்வது அப்படியல்ல, ஏனென்றால் உங்கள் வேலையில் நீங்கள் ஈடுசெய்யப்படாவிட்டால், அதில் நிறைவைக் காண முடியாது என்று அது அறிவுறுத்துகிறது.

மேலும், நாம் அதில் இருக்கும் போது, ஒரு புவியியல் தவறான புரிதலில் நேராக பதிவை அமைப்போம்.

ஒகினாவான் நூற்றாண்டைச் சேர்ந்தவர்களிடையே இகிகை-ரகசியம் எதுவும் மறைக்கப்படவில்லை. உண்மையில், ஒகினாவா (ஜப்பானின் தெற்குப் பகுதி) எதிர்பாராத விதமாக அதிக ஆயுட்காலம் உள்ளது, ஆனால் இது ஜப்பானில் உள்ள பல இடங்களிலும் உண்மை. "Ikigai: The Japanese Secret to a Long and Good Life" என்ற நூலின் ஆசிரியர்களான ஹெக்டர் கர்கா மற்றும் ஃபிரான்செஸ்க் மிரல்லெஸ், 100 வயதுக்கு மேற்பட்ட ஒகினாவான்கள் குழுவுடன் ஆழ்ந்த நேர்காணல்களை நடத்தி, அவர்களின் வாழ்க்கை வழிகாட்டும் கொள்கைகளைப் பற்றி அறிந்து கொண்டனர். ஆனாலும், இது திட்டமிடப்படாதது ஒகிகாயின் மறுக்கமுடியாத தலைநகராக ஒகினாவாவை மாற்றியதன் விளைவு.

பேராசிரியர் ஹசேகாவா தனது ஆராய்ச்சியின் அடிப்படையில், புவி-யியல் இருப்பிடம் ஒரு நபரின் ikigai மீது சிறிதளவு தாக்கத்தை ஏற்ப-டுத்தாது என்று முடிவு செய்தார். மாறாக, மக்கள் தங்கள் சொந்த சமூக நடத்தை மற்றும் சமூகத்தில் அவர்கள் வகிக்கும் பாத்திரங்களை எவ்-வாறு பார்க்கிறார்கள் என்பதைப் பற்றியது.

ஜப்பானிய வார்த்தையான ikigai இன் உண்மையான முக்கியத்து-வம்

ஜப்பானிய கலாச்சாரத்தில் இகிகாயின் முக்கியத்துவம் இருந்தபோதி-லும், சில ஜப்பானியர்கள் மேலே உள்ள கேள்விகளை தங்களைத் தாங்-களே கேட்டுக்கொள்வதை நிறுத்துகிறார்கள். இந்த வார்த்தையின் அசல் பயன்பாடு குறைவான ஆடம்பரமானது. ஆனாலும், ikigai என்பது வாழ்க்கையில் உள்ள சிறிய விஷயங்களைப் பற்றியது, நீங்கள் பாராட்டு-வதற்கும் உங்கள் மகிழ்ச்சியை ஊட்டுவதற்கும் வரும் அற்புதமான தரு-ணங்கள்.

இந்த தவறான புரிதலுக்கு மொழித் தடையே காரணமாக இருக்-கலாம் என்று பேராசிரியர் ஹசேகாவா கூறுகிறார். "நீண்ட மற்றும் மகிழ்ச்சியான வாழ்க்கைக்கான ஜப்பானிய ரகசியம்" என்று அதன் புகழ் இருந்தபோதிலும், ikigai ஒரு அளவிடக்கூடிய அல்லது நிலையான கருத்து அல்ல. ஜப்பானிய வினைச்சொல் ikiru (வாழ) என்பது ஆங்-கில வார்த்தையான iki (வாழும்) என்பதன் மூலமாகும். ஒரு நபரின் முழு ஆயுட்காலத்தையும் பரந்த பொருளில் விவாதிக்கும் போது ஜப்பா-னிய வார்த்தை (ஜின்சி) பயன்படுத்தப்படுகிறது.

மற்றொரு, மிகவும் துல்லியமான வழியை நிக்கோலஸ் கெம்ப் முன்-மொழிந்தார்: "ஒருவர் அன்றாட இருப்பில் கண்டுபிடிக்கும் மதிப்பு."

எது வாழ்க்கையின் அர்த்தத்தையும் நோக்கத்தையும் தருகிறது; உங்-களுக்கு இகிகை என்ன தருகிறது

Mieko Kamiya ஜப்பானில் ikigai கருத்து பரவுவதற்கு மட்டும் பங்களிக்கவில்லை. அவரது படிப்பைப் பயன்படுத்தி, பல கல்வியாளர்கள் (பேராசிரியர் ஹசேகாவா உட்பட) இகிகையை வரையறுக்க முயன்றனர்.

பெரும்பாலான மக்களின் ikigai ஒற்றை சக்தி அல்லது இலக்கை நோக்கி இயக்கப்பட்டிருப்பதை காமியா கண்டறிந்தார். இது கடந்த காலம், நிகழ்காலம் அல்லது எதிர்காலத்துடன் தொடர்புடையதாக இருக்கலாம் மேலும் இது போன்ற பல விஷயங்களாக இருக்கலாம்:

உங்களுக்குப் பிடித்தமான பொழுது போக்கு, குடும்பம், நண்பர்கள் மற்றும் சமூகப் பங்கின் மூலம் உங்கள் நினைவாற்றல் மற்றும் ஆரோக்கியத்தை மேம்படுத்தும் போது வரவிருக்கும் நிகழ்வுகளைப் பயிற்சி செய்யவும்

கற்பனை

ஒரு நபரின் ikigai இவற்றில் ஏதேனும் ஒன்றால் தூண்டப்படலாம், இது அவர்களுக்கு பரந்த அளவிலான மகிழ்ச்சியான உணர்ச்சிகளைக் கொண்டுவரும்:

ஒருவரின் சொந்த மதிப்பைப் புரிந்துகொள்வது மற்றும் ஒரு முழு வாழ்க்கையை நோக்கத்துடன் வாழ விருப்பம் மற்றும் சுயாட்சி மற்றும் ஒருவரின் சொந்த கட்டுப்பாட்டின் உணர்வுகளை அவ்வாறு செய்ய உந்துதல்

இத்தகைய உணர்வுகள் ikigai-kan என்று குறிப்பிடப்படுகின்றன. மேற்கில் உள்ள நம்மில் பலருக்கு ஒப்பிடக்கூடிய உந்துதல்கள் உள்ளன, இருப்பினும் அவற்றை நாம் எப்போதும் நம்மில் அடையாளம் காணவில்லை. ஜப்பானியர்கள் தங்கள் இக்கிகாயுடன் இணைவதன் மூலம், அவர்களின் பரபரப்பான வாழ்க்கையின் மத்தியில் அர்த்தத்தைக் கண்டறியவும், துன்பங்களை எதிர்கொள்வதில் தங்கள் பின்னடைவை பராமரிக்கவும் முடிகிறது. பல ஜப்பானியர்களின் சுய-வரையறுக்கப்பட்ட ikigai அவர்களின் பழம்பெரும் சகிப்புத்தன்மை, சுய கட்டுப்பாடு மற்றும் உறுதிப்பாட்டின் ஆதாரமாக இருக்கலாம்.

3
IKIGAI இன் எடுத்துக்காட்டுகள்

―――❦―――

இதை அறிந்தால், பிரம்மாண்டமானவை முதல் அடக்கமானவை வரை சில அருமையான இகிகை நிகழ்வுகளைப் பற்றி யோசிப்பது எளிது.

ஒன்றல்ல, இரண்டு வேலைகளை தன் குடும்பத்திற்கு வழங்குவதற்காகத் தனியாக வைத்திருக்கும் ஒற்றைத் தாயைக் கவனியுங்கள். அவளுடைய குழந்தைகளை கவனித்துக்கொள்வது, அவர்கள் வளர்ச்சியடைவதைப் பார்த்து, அவர்களை மகிழ்ச்சியடையச் செய்தாலே போதும். எல்லாமே மன அழுத்தம் மற்றும் நிச்சயமற்ற நிலையில் இருக்கும் உலகில் அவளுக்கு நோக்கத்தையும் மகிழ்ச்சியையும் தரும் அவளுடைய குழந்தைகளை அவளது இகிகை வளர்த்து வருகிறது.

ஒரு ஆசிரியரின் விருப்பம், தங்கள் மாணவர்கள் வெற்றிபெறுவதைக் காண்பது, கடினமாகப் படிக்கவும், அவர்களின் கனவு வாழ்க்கையைப் பெறவும் தீர்மானிக்கும் ஒரு இளம் மாணவனுடன் ஒப்பிடத்தக்கது. ஒரு பாட்டியின் ikigai அவரது ஆரோக்கியத்தை பராமரிப்பது அல்லது அவரது பேரக்குழந்தைகளை அடிக்கடி சந்திப்பது போன்ற எளிமையானதாக இருக்கலாம்.

உங்கள் ikigai மற்றும் உங்கள் வேலை ஒன்றாகச் சென்றாலும், இரண்டு கருத்துக்களும் எப்போதும் நிதி வெற்றியுடன் தொடர்புபடுத்தப்படவில்லை என்பதை நீங்கள் நினைவில் கொள்ள வேண்டும். வென் வரைபடம் இதைக் கணக்கிடத் தவறிவிட்டது. மகிழ்ச்சி மற்றும் திருப்-

திக்கான மிகச்சிறிய ஆதாரங்கள் கூட உங்கள் ikigaiக்கு குறிப்பிடத்தக்க ஊக்கத்தை சேர்க்கலாம், நாங்கள் முன்பு விவாதித்தது போல

எனது இகிகாயை நான் எங்கே தேடுவது?

குறைந்த பட்சம் நரம்பியல் நிபுணர் கென் மோகியின் கூற்றுப்படி, இகிகாய் என்பது ஒருவரின் வாழ்க்கையை அர்த்தமுள்ளதாகவும் மதிப்புமிக்கதாகவும் மாற்றக்கூடிய ஒரு ரகசிய சூத்திரம் அல்லது ஒளிரும் முறை அல்ல. சொற்களஞ்சியத்தில் சிக்கிக் கொள்வதற்குப் பதிலாக, ikigai சாதிக்கக்கூடிய நல்லவற்றில் கவனம் செலுத்துவது நல்லது என்று அவர் நினைக்கிறார்.

ஒருவரின் ikigai அவர்களை மகிழ்ச்சியடையச் செய்யும் மற்றும் தொடர்ந்து செல்ல அவர்களை ஊக்குவிக்கும் எதுவும் இருக்கலாம்.

முதலில், குழந்தை நடவடிக்கைகளை எடுப்பது முக்கியம்.

ஐகிகையின் முதல் கோட்பாடு, கோடாவாரி, ஜப்பானிய கருத்தாக்கமான "உறுதி" (கோடா) உடன் வலுவாக இணைக்கப்பட்டுள்ளது. எளிமையாகச் சொன்னால், கோடாவரி என்பது ஒருவர் தேர்ந்தெடுத்த முயற்சித் துறையில் சிறந்து விளங்குவதற்கான முடிவில்லாத தேடலாகும். முழுமை அடைய முடியாதது என்பதை அவர்கள் அங்கீகரிப்பதால், பல ஜப்பானியர்கள் எப்படியும் மிக உயர்ந்த திறன் மற்றும் படைப்பாற்றலுக்காக பாடுபடுகிறார்கள்.

ஐகிகாய் பயிற்சி செய்யும் ஜப்பானியர்கள், தங்களிடம் எவ்வளவு பணம் அல்லது நேரம் இருந்தாலும், அவர்கள் என்ன வேலை செய்தாலும், தங்களின் அனைத்தையும் கொடுப்பார்கள். அவர்கள் பொறுமையாக இருக்கிறார்கள் மற்றும் சிறந்து விளங்குவதற்கு தேவையான மெதுவான முன்னேற்றத்தை ஏற்றுக்கொள்கிறார்கள்.

விடாமுயற்சி, பொறுமை மற்றும் விவரங்களில் கவனம் செலுத்துவதால், ஜப்பானியர்கள் காலையில் காபியின் முதல் சுவை, ஒரு குழந்தையின் சிரிப்பு அல்லது டோன்கோட்சு ராமனின் கடுமையான வாசனை போன்ற சிறிய விஷயங்களில் மகிழ்ச்சியைக் காண முடிகிறது. டோக்கியோ தெருக்களில் காற்று வழியாக.

இரண்டாவதாக, கட்டுப்பாடுகளை விடுங்கள்

தன்னை ஏற்றுக்கொள்வது இகிகையின் இரண்டாவது தூண் என்று மோகி கூறுகிறார். பன்முகத்தன்மை இயற்கையின் மிகவும் குறிப்பிடத்தக்க அம்சங்களில் ஒன்றாக இருப்பதால், ஒவ்வொருவரும் தங்கள்

தனித்துவத்தைக் காட்ட அனுமதிப்பதன் மூலம் நிறைவைக் காணலாம் என்று அவர் நினைக்கிறார்.

இகிகாய் கருத்தின் மையத்தில் ஜப்பானிய பழமொழி ஜூனின் டோரோ () உள்ளது, இது "பத்து வெவ்வேறு நபர்களுக்கு 10 தனித்துவமான வண்ணங்கள்" என்று அவர் விளக்குகிறார்.

"உங்கள் இகிகாயைத் துரத்தும்போது நீங்கள் விரும்பும் அளவுக்கு நீங்கள் உண்மையானவராக இருக்கலாம். நாங்கள் அனைவரும் ஒரே சாயலில் சற்று வித்தியாசமான நிழல்கள் என்பதால், நீங்கள் நீங்களாக இருப்பது மட்டுமே பொருத்தமானது."

ஒரு சோசலிச சமூகமாக இருந்தாலும், ஜப்பானியர்கள் தனித்துவம், உணர்வு மற்றும் வெளிப்பாடு ஆகியவற்றில் முதன்மையானவர்கள்.

3. உங்கள் அன்றாட வாழ்வில் அமைதி மற்றும் சூழலியல் ஸ்திரத்தன்மைக்காக பாடுபடுங்கள்

அமைதியும் நீண்ட கால நம்பகத்தன்மையும் மூன்றாவது அடிக்கல்லாக அமைகின்றன. வாழ்க்கையில் உங்கள் சொந்த வழியைப் பின்பற்றுவது முக்கியம் என்றாலும், மக்கள் மற்றும் கிரகத்தின் நீண்டகால ஆரோக்கியத்தையும் மனதில் கொள்ள வேண்டும்.

Ikigai, நீங்கள் பார்க்க முடியும் என, உங்களை முன்னோக்கி செலுத்தும் ஒரு உந்து சக்தியாகும்; நீங்கள் படுக்கையில் இருக்கும்போது கூட எழுந்து வீட்டைச் சுத்தம் செய்ய இது உங்களுக்கு ஆற்றலை அளிக்கிறது. வீட்டில் தங்கி நாள் முழுவதும் வீடியோ கேம்களை விளையாட உங்களுக்கு விருப்பம் இருக்கும்போது, அதற்கு பதிலாக வேலைக்குச் செல்லவும், அவ்வாறு செய்வதில் மகிழ்ச்சியைக் காணவும் இந்த உந்துதல் உங்களைத் தூண்டுகிறது. மேலும் இகிகைக்கு முக்கியமானது, ஒருவரைச் சுற்றியுள்ள சமூகம், இயற்கை உலகம் மற்றும் பெரிய சமூக ஒழுங்கு ஆகியவற்றுடன் சமநிலை மற்றும் இணக்க உணர்வு.

ஒரு மேற்கத்திய மனதுக்கு, நல்லிணக்கம் ஒரு மழுப்பலான இலட்சியமாகத் தோன்றலாம். எல்லாவற்றிற்கும் மேலாக, நிறுவப்பட்ட அதிகார கட்டமைப்புகள் மற்றும் படிநிலைகள் வழக்கமாக இருக்கும் மிகவும் போட்டி அமைப்புகளில் நாங்கள் செயல்படுகிறோம். நம்முடைய தனிப்பட்ட கவலைகள் மற்றும் விருப்பங்களால் நாம் நுகரப்படும்போது, பின்வாங்கி பெரிய படத்தை எடுப்பது கடினம். சில நேரங்களில் பெரிய படத்தைப் பார்ப்பது கடினம், அது ஊக்கமளிக்கலாம்.

ஜாத் ஜார்ஜ்

வாழ்க்கையில் சிறிய விஷயங்களைப் பாராட்டுவது முக்கியம்

பெரும்பாலான ஜப்பானிய நபர்களுக்கு, மேற்கு நாடுகளில் உள்ள நம்மில் பெரும்பாலோர் கருதுவதற்கு மாறாக, ikigai அவர்களின் வழக்கமான தொழிலுடன் சிறிதும் தொடர்பு இல்லை. தற்காலத்தில் பணியிடங்கள் மிகவும் வரி செலுத்துவதாகவும், வடிகட்டுதல் மற்றும் உத்வேகம் இல்லாததாகவும் இருக்கலாம், இதனால் ஊழியர்கள் அலுவலகத்திற்கு வெளியே தங்கள் வாழ்க்கையில் அர்த்தத்தைத் தேடுகிறார்கள். ஜப்பானியர்கள் அமெச்சூர்களின் தேசம், அவர்கள் இவ்வுலகின் பாராட்டுதலை ஒரு கலை வடிவமாக உயர்த்தியுள்ளனர்.

உங்களின் அன்றாட வேலை வியாபாரத்தில் இருந்தாலும், உங்களின் உண்மையான அழைப்பு மட்பாண்டங்களைத் தயாரிப்பதாக இருந்தால் என்ன செய்வது? இந்த வாரம் ஒரு குவளையில் $10 மட்டுமே லாபம் ஈட்டுவீர்கள் என்று உங்களுக்குத் தெரிந்தாலும், நீங்கள் இன்னும் ஸ்டுடியோவில் நேரத்தைச் செலவிடுகிறீர்கள். உங்கள் ikigai பல நாட்களுக்குத் தக்கவைக்க ஒப்பந்தத்தை முடிப்பது போதுமானது என்பதை நீங்கள் காணலாம். மாறாக, நீங்கள் விற்பனையைப் பற்றி கவலைப்படவில்லை என்றால், அது ஆக்கப்பூர்வமான செயல்பாட்டின் விளைவாக இருக்கலாம்.

கொமிகெட்டோவில் (- காமிக் மார்க்கெட்) தங்கள் சொந்த மங்காவை உருவாக்கி விற்கும் ஏராளமான நபர்களை மோகி உதாரணமாகக் குறிப்பிடுகிறார். இது ஓரளவுக்கு லாபகரமானதாக இருக்கலாம், ஆனால் பெரும்பாலான மக்களுக்கு இது ஒரு வேடிக்கையான பொழுது போக்கு.

5. தற்போதைய தருணத்தில் கவனம் செலுத்துங்கள்

நீங்கள் எப்போதாவது கிழக்கு யோசனைகளைப் படித்திருந்தால், இந்த யோசனை உங்களுக்குத் தெரிந்திருக்கும். தற்போதைய தருணத்தில் வாழ்வது உங்களை மிகவும் நிதானமாகவும் எளிதாகவும் இருக்க உதவுகிறது. இந்த நான்காவது தூண், மோகியின் பார்வையில், ஒருவரின் ஆச்சரியம் மற்றும் பிரமிப்பு உணர்வை மீட்டெடுப்பது, கடந்து செல்லும் ஒவ்வொரு தருணத்திலும் அதிசயத்தைப் பார்க்க கற்றுக்கொள்வது பற்றியது.

அவர்கள் கடந்த காலத்தைப் பற்றியோ எதிர்காலத்தைப் பற்றியோ அதிகம் கவலைப்படுவதில்லை என்பதால், குழந்தைகள் எப்போதும் மகிழ்ச்சியாகவே இருக்கிறார்கள் என்று அவர் விளக்குகிறார். இங்கேயும்

இப்போதும் அவர்களுக்குக் காத்திருக்கும் புதிய உணர்வுகள் மற்றும் அனுபவங்களுக்கு அவர்கள் தங்களைத் திறக்க வேண்டும்.

அதிக இளமை மனோபாவத்தை எடுத்துக்கொள்வது ஆழமான விளைவுகளை ஏற்படுத்தக்கூடும். நமது நிதி, நமது சமூக நிலை, அல்லது படிப்பது, விளையாடுவது அல்லது சுதந்திரமாகவும் ஆக்கப்பூர்வமாகவும் இருக்கும் திறன் பற்றி நாம் அதிகம் வலியுறுத்த வேண்டியதில்லை.

எளிமையாகச் சொன்னால், ikigai

ஆழ்ந்த, உள்ளார்ந்த மட்டத்தில் உங்களுக்கு மகிழ்ச்சியைத் தருவதைக் கண்டறிவதே இகிகையை அனுபவிப்பதன் அர்த்தம். உங்களுக்கு மகிழ்ச்சியைத் தரும் சிறிய விஷயங்களைக் கண்டுபிடிப்பதுதான் வாழ்க்கை. உங்கள் வாழ்க்கையை உடனடியாக ஒளிரச் செய்து உங்களுக்கு வழிகாட்டும் சில நம்பமுடியாத உண்மையை நீங்கள் கண்டறிய வேண்டியதில்லை.

நிதானமாக உங்கள் உடனடிச் சூழலை எடுத்துக் கொள்ளுங்கள். விஷயங்களை அதிகமாகச் சிந்திக்காமல் இருக்க முயற்சி செய்யுங்கள், அதற்குப் பதிலாக உதவிகரமாகவும் உள்நோக்கமாகவும் இருப்பதில் கவனம் செலுத்துங்கள். இன்னும் நிறைவான இருப்புக்கான ரகசியம் அதில் உள்ளது.

4
IKIGAI எப்படி வாழ்க்கையை மாற்றும்

ஒருவர் எந்த நோக்கத்திற்காக வாழ்கிறார் (இகிகை)? இது நீங்கள் இதுவரை கருத்தில் கொள்ளாத ஒன்றாக இருக்கலாம். உங்களைப் போலவே, எனது வாழ்க்கையின் உண்மையான நோக்கத்தையும் நிறைவையும் தருவதைக் கண்டுபிடிப்பதற்கு முன், நான் எனது "இகிகை" (ee-key-guy) என்று அழைக்கும் பல்வேறு துறைகளில் ஈடுபட்டேன்.

ஜப்பானிய கலாச்சாரம் மற்றும் சமூகத்தின் ஒவ்வொரு அம்சத்திலும் இகிகாய் ( ) என்ற பண்டைய ஜப்பானிய கருத்து ஊடுருவுகிறது. சிலர் தங்கள் மனநிறைவு மற்றும் நீண்ட ஆயுளுக்கு முக்கிய காரணியாகக் கருதுகின்றனர். இது மேற்குலகில் சுய கண்டுபிடிப்புக்கான நிலையான முறையாக மாறியதில் ஆச்சரியமில்லை.

நாம் இங்கே ikigai இன் வரலாறு, முக்கியத்துவம் மற்றும் வரையறைக்கு வருவோம். உங்கள் இகிகாயைக் கண்டறிய தேவையான உள் முயற்சியும், வழியில் தவிர்க்க வேண்டிய இடர்பாடுகளும் மறைக்கப்படும்.

"இகிகை என்றால் என்ன?" என்று கேட்டபோது,

ஜப்பானிய வார்த்தையான ikigai என்பது ஒருவரின் "வாழ்க்கை நோக்கத்தை" குறிக்கிறது. ஜப்பானிய மொழியில், iki என்பது

"வாழ்க்கை" என்பதைக் குறிக்கிறது, அதே சமயம் கை என்றால் "மதிப்பு" அல்லது "மதிப்பு" என்று பொருள். உங்கள் இகிகாயைப் பின்பற்றுவது உங்கள் மகிழ்ச்சியைப் பின்பற்றுவதாகும். அதுவே உங்களுக்கு மகிழ்ச்சியைத் தருவதுடன், எழுந்து நின்று நாளை எதிர்கொள்ளத் தூண்டுகிறது.

மேற்கத்திய விளக்கத்தில் ஒருவரின் சிறந்த தொழிலைக் கண்டறிவதற்கான வழிமுறையாக இகிகாய் அடிக்கடி காணப்பட்டாலும், பாரம்பரிய ஜப்பானிய தத்துவத்தில் இது ஒருவரின் இன்பத்தைக் கண்டறியும் வழிமுறையாகப் பயன்படுத்தப்படுகிறது என்பது கவனிக்கத்தக்கது.

ikigai இன் நவீன விளக்கத்தின்படி, பணியிடத்தில் வெற்றி பெற நான்கு முக்கிய பொருட்கள் தேவை:

உங்கள் உணர்வுகள்

நீங்கள் எவ்வளவு பணம் சம்பாதிக்க முடியும்

உலகத்தின் தேவைக்கு இன்றியமையாதது

இந்த ikigai வரைபடம் நான்கு ஒன்றோடொன்று இணைக்கப்பட்ட பண்புகளை முன்னிலைப்படுத்துவதன் மூலம் இந்த யோசனையை விளக்குகிறது:

வென் வரைபடத்தை உருவாக்கும் நான்கு வட்டங்களின் குறுக்குவெட்டில் உங்கள் ikigai உள்ளது.

ikigai எவ்வளவு முக்கியமானது?

ஜப்பானில் உள்ள பெண்கள் சராசரியாக 88.09 ஆண்டுகள் வாழ்வார்கள் என்று எதிர்பார்க்கலாம், அதே சமயம் நாட்டில் உள்ள ஆண்கள் சராசரியாக 81.91 ஆண்டுகள் வாழ்வார்கள் என்று எதிர்பார்க்கலாம், இது ஜப்பானை உலகளவில் ஆயுட்காலம் இரண்டாவதாக வைக்கிறது. ஊட்டச்சத்து நிச்சயமாக பங்களிக்கிறது என்றாலும், பல ஜப்பானியர்களும் இகிகாயை நீண்ட, நிறைவான வாழ்க்கையை வாழ உதவுகிறார்கள்.

உங்கள் இகிகையை அறிவது நீண்ட, மகிழ்ச்சியான வாழ்க்கையைத் தாண்டி பலன்களைக் கொண்டுள்ளது.

வேலையில் உங்கள் சரியான வழக்கத்தைத் திட்டமிடுங்கள்.

உங்கள் சக ஊழியர்களுடன் உறுதியான உறவுகளை உருவாக்குங்கள்.

நல்ல வேலை-வாழ்க்கை சமநிலையை பராமரிப்பதில் கவனம் செலுத்துங்கள்.

உங்கள் தொழில்முறை இலக்குகளை யதார்த்தமாக்குங்கள்.

நீங்கள் என்ன செய்கிறீர்கள் என்று வேடிக்கையாக இருங்கள்.

உங்கள் இகிகாயை நீங்கள் கண்டுபிடித்து தழுவும்போது, உலகம் செய்ய வேண்டிய வேலையை நீங்கள் செய்வீர்கள்.

இகிகையின் பிரபல்யத்திற்கு யார் அல்லது எது காரணம், அது எப்படி அங்கு வந்தது?

ஹெயன் சகாப்தம் (கி.பி. 794 முதல் 1185 வரை) என்பது ஜப்பானியர்களின் ஐகிகையின் கருத்து முதலில் உருவாக்கப்பட்டது.

ஒகினாவா ஜப்பானின் தெற்குப் பகுதியில் உள்ள ஒரு தீவு. ஒகினாவாவில் உலகின் மிகப் பெரிய நூற்றுக்கணக்கானோர் வசிக்கின்றனர், மேலும் இகிகையின் கருத்து ஒகினாவன் சமூகத்தின் மையமாக உள்ளது.

எவ்வாறாயினும், இந்த ஜப்பானிய ரகசியம் மூத்த மக்களுக்கு மட்டும் அல்ல. ஜப்பான் மட்டுமின்றி உலகம் முழுவதிலும் உள்ள இளைஞர்கள் தங்கள் வாழ்க்கையில் அதிக நிறைவை எதிர்பார்க்கும் இளைஞர்களை இது கவர்கிறது.

உங்கள் இகிகாயை கண்டுபிடிப்பதற்கான மூன்று நிலைகள் இவை:

உங்கள் ikigai கண்டுபிடிக்க செய்ய வேண்டிய மூன்று முக்கியமான விஷயங்கள் கீழே பட்டியலிடப்பட்டுள்ளன:

உங்களைப் பற்றிய சில கேள்விகளுக்கு பதிலளிப்பதே உங்கள் இகிகாயை கண்டுபிடிப்பதற்கான முதல் படியாகும்.

உங்கள் உணர்வுகள் எங்கே இருக்கிறது?

உங்களுக்கு தற்போது வேலை இருந்தால்:

இப்போது உங்கள் முழு கவனமும் உங்கள் வேலையில் செலுத்தப்படுகிறதா?

வேலை நாளைத் தொடங்குவதற்கான வாய்ப்பு, அதை முடிக்கும் வாய்ப்பை விட கவர்ச்சிகரமானதா?

உங்கள் உழைப்பின் பலனைப் பார்க்கும்போது நீங்கள் ஏதாவது உணர்கிறீர்களா?

ஆக்கப்பூர்வமான முயற்சிகளில் ஈடுபடுபவர்கள்

நீங்கள் செய்வதையோ அல்லது செய்வதையோ உங்களால் நிறுத்த முடியாததா?

எல்லாவற்றையும் விட உங்கள் ஆர்வம் அல்லது திறமையைப் பின்-தொடர்வதன் மூலம் நீங்கள் அதிகமாக ஈர்க்கப்படுகிறீர்களா?

நீங்கள் உருவாக்கும் பொருட்களுடன் உங்களுக்கு ஆழமான தொடர்பு உள்ளதா?

உங்கள் பலம் எந்த அளவிற்கு வெளிப்படுகிறது?

உங்களுக்கு தற்போது வேலை இருந்தால்:

உங்கள் தொழில் தொடர்பான விஷயங்களில் வழிகாட்டுதலுக்காக மக்கள் உங்களிடம் வருவார்களா?

நீங்கள் வேலை செய்யும் இடத்தில் குறிப்பாக எளிமையாகவோ அல்லது இயற்கையாகவோ ஏதாவது செய்கிறீர்களா?

உங்களது நிபுணத்துவம் மிக உயர்ந்த அளவில் உள்ளதா?

நீங்கள் உங்கள் துறையில் நிபுணராக இருக்க வேண்டும்/விரும்புவதாக கருதுகிறீர்களா?

ஆக்கப்பூர்வமான முயற்சிகளில் ஈடுபடுபவர்கள்

உங்கள் ஆக்கப்பூர்வமான முயற்சிகளில் நேர்மறையான கருத்துக்களைப் பெறுகிறீர்களா?

உங்கள் பொழுது போக்கு அல்லது கைவினைப்பொருளில் நீங்கள் இயற்கையாகவே சிறந்து விளங்குவதை நீங்கள் காண்கிறீர்களா?

உங்கள் துறையில் சிறந்த நிபுணராக உங்களுக்கு நற்பெயர் இருக்கிறதா?

நீங்கள் தேர்ந்தெடுத்த ஆர்வத் துறையில் நீங்கள் விரும்பும் தேர்ச்சி நிலையை அடைந்துவிட்டீர்களா?

மூன்றாவதாக, பூகோளத்திற்கு என்ன தேவை?

உங்களுக்கு தற்போது வேலை இருந்தால்:

உங்கள் சேவைகளில் வாடிக்கையாளர்கள் எவ்வளவு ஆர்வம் காட்டுகிறார்கள்?

ஒரு வருடம், 10 ஆண்டுகள் மற்றும் 100 ஆண்டுகளில் உங்கள் வேலையைப் பற்றி சிந்தியுங்கள்; அது இன்னும் பொருத்தமானதாக இருக்குமா?

சமூகம், பொருளாதாரம் அல்லது இயற்கை உலகில் உள்ள பிரச்சனைக்கு இது ஒரு தீர்வா?

ஆக்கப்பூர்வமான முயற்சிகளில் ஈடுபடுபவர்கள்

நீங்கள் என்ன செய்ய விரும்புகிறீர்கள் என்பதற்கு குறிப்பிடத்தக்க தேவை உள்ளதா?

உங்கள் ஆர்வம் எவ்வளவு நிலையானது?

வேடிக்கைக்காக நீங்கள் செய்யும் அல்லது செய்யும் விஷயங்கள் மனிதர்களுக்கோ அல்லது கிரகத்திற்கோ உதவுவதாக உணர்கிறீர்களா?

எந்த அளவிற்கு நீங்கள் இழப்பீடு பெறலாம்?

உங்களுக்கு தற்போது வேலை இருந்தால்:

உங்களைப் போலவே மற்ற நபர்களும் அதே பணிகளுக்கு இழப்பீடு பெறுகிறார்களா?

நீங்கள் இப்போது செய்வதை நீங்கள் வசதியாக ஆதரிக்க முடியுமா?

போட்டிச் சந்தையைத் தக்கவைக்க உங்கள் சேவைகளுக்கு போதுமான தேவை உள்ளதா?

ஆக்கப்பூர்வமான முயற்சிகளில் ஈடுபடுபவர்கள்

யாரேனும் சம்பாதித்த பொழுது போக்கு இதுதானா?

நீங்கள் உருவாக்குவதை வாங்குவதில் உங்கள் சமூகத்தில் உள்ள நபர்கள் ஆர்வம் காட்டினார்களா?

போட்டிச் சந்தையைத் தக்கவைக்க உங்கள் தயாரிப்புக்கு போதுமான தேவை உள்ளதா?

"நீங்கள் தற்போது வேலை செய்கிறீர்கள் என்றால்" என்பதன் கீழ் உள்ள ஒவ்வொரு கேள்விக்கும் "ஆம்" என்பதைச் சரிபார்த்திருந்தால், நீங்கள் செய்வதைத் தொடரவும்!

"உங்களிடம் பொழுதுபோக்கு அல்லது கைவினைப்பொருள் உள்ளதா" பிரிவில் உள்ள ஒவ்வொரு கேள்விக்கும் "ஆம்" என்று பதிலளித்தால், உங்களுக்கு ஒரு பெரிய நன்மை! நீங்கள் விரும்பியதைச் செய்து பிழைப்பு நடத்த முடியும். இரண்டாவது படிக்குச் செல்லவும்.

இந்தக் கேள்விகளுக்கெல்லாம் வேண்டாம் என்று சொன்னால் என்ன செய்வது?

கைவிடாதே; உங்கள் ikigai கண்டுபிடிப்பதற்கான கூடுதல் ஆலோசனைகள் அடுத்த பகுதியில் உங்களுக்கு காத்திருக்கிறது.

படி 2: உங்கள் இகிகாயைக் கண்டறிய யோசனைகளைக் கொண்டு வாருங்கள்.

உங்கள் சரியான நாளைப் பற்றி விரிவாக சிந்தியுங்கள். நான் உங்களுக்கு உறுதியளிக்கிறேன், இது உங்கள் இகிகாயைத் திறப்பதற்கும் உங்-

கள் வாழ்க்கையின் நோக்கத்தைக் கண்டுபிடிப்பதற்கும் திறவுகோலாகும். எனவே, சொல்லுங்கள், நீங்கள் இன்று என்ன அணிகிறீர்கள்? வேறு வார்த்தைகளில் கூறுவதானால், நீங்கள் யாருடன் பேசுகிறீர்கள்? எப்படி வந்தது? நீங்கள் எப்படி உணர்கிறீர்கள் என்பதைக் கவனியுங்கள். உங்கள் வாழ்க்கையில் நீங்கள் மிகவும் சாதித்ததாக உணர்ந்த நேரத்தை விவரிக்கவும்.

உங்கள் காட்சிப்படுத்தல்களைப் பதிவுசெய்து முடித்தவுடன் அவற்றைப் பதிவுசெய்ய நினைவில் கொள்ளுங்கள் அல்லது அவற்றை உருவாக்கும்போது அதைச் செய்யுங்கள்.

அடுத்ததாக "இல்லை" என்பதை நீங்கள் தேர்ந்தெடுத்த வினவல்களை மதிப்பாய்வு செய்யவும். மிஷன் சீரமைப்பில் பெரிய மேம்பாடுகளை ஏற்படுத்தக்கூடிய மாற்றங்களுக்கான யோசனைகளை எழுதுவதற்கு நேரத்தை ஒதுக்குவது முயற்சிக்கு மதிப்புள்ளது. உங்கள் ஆர்வங்கள், திறமைகள், மற்றவர்களின் தேவைகள் மற்றும் வாழ்க்கையை சம்பாதிக்கும் திறன் ஆகியவற்றை ஒருங்கிணைக்கும் பாதையைத் தேர்வு செய்யவும்.

உதாரணமாக, "உங்கள் வேலையின் விளைவுகளில் நீங்கள் தனிப்பட்ட முறையில் முதலீடு செய்ததாக உணர்கிறீர்களா?" என்ற கேள்விக்கு "இல்லை" என்று பதிலளித்தீர்களா? ஒருவேளை நீங்கள் பணியிடத்தில் மேலாளர் பதவிக்கு விண்ணப்பிக்க விரும்பலாம் அல்லது வாடிக்கையாளர்களை நேரில் சந்திக்க விரும்பலாம்.

உங்கள் மையத்தில் நீங்கள் யார் என்பதைக் கண்டறிய இந்த நேரத்தை எடுத்துக் கொள்ளுங்கள் - உங்கள் இகிகை.

இந்த நேரத்தில் சில நிச்சயமற்ற தன்மை, கவலை அல்லது எதிர்மறை சிந்தனை இருப்பது இயற்கையானது என்பதை நினைவில் கொள்ளுங்கள். எதிர்காலத்தில் தெரியாதவர்களை எதிர்கொள்வது ஒரு கடினமான பணியாக இருக்கலாம். முக்கிய விஷயம் என்னவென்றால், உங்கள் கவலைகள் மற்றும் சந்தேகங்களுக்கு எந்த முக்கியத்துவமும் இல்லை. நீங்கள் உங்களுக்குக் கொடுப்பதை விட அதிக நெகிழ்ச்சி மற்றும் தைரியத்தைப் பெற்றுள்ளீர்கள்.

மூன்றாவதாக, ikigai மற்றும் அதை எவ்வாறு அடையாளம் காண்பது என்பதைப் பற்றி அறிந்து கொள்ளுங்கள்.

உங்களின் சரியான வார நாளின் மனப் படம் உங்கள் மனதில் உருவாகியுள்ளது. படிப்பது, படிப்பது, படிப்புகளில் கலந்துகொள்வது அல்லது வழிகாட்டியுடன் பணிபுரிவது போன்ற முறையான கல்வியைப் பெறுவது பற்றி சிந்திக்க வேண்டிய நேரம் இது. இந்த சோதனைச் சாவடி உங்கள் இலட்சியங்கள் யதார்த்தமானதா இல்லையா என்பதை வெளிப்படுத்தலாம்.

ஒருவேளை நீங்கள் ஒரு தொழில்முறை திருமண புகைப்படக்காரர் ஆக நினைக்கிறீர்கள். அனுபவம் வாய்ந்த திருமண புகைப்படக் கலைஞரிடம் இருந்து கயிறுகளைக் கற்றுக்கொண்ட பிறகு, தொழில் உங்களுக்கானது அல்ல என்பதை நீங்கள் தீர்மானிக்கிறீர்கள்.

மற்றொரு சாத்தியம் என்னவென்றால், நீங்கள் பழங்கால ஆடைகளை விற்பனை செய்வதைப் பற்றி ஆராய்ச்சி செய்தீர்கள், ஆனால் பணிச்சுமை காரணமாக அதற்கு எதிராக முடிவு செய்தீர்கள்.

இந்தப் பயிற்சிக்குப் பிறகு, உங்களின் சிறந்த எதிர்காலம் உங்கள் தற்போதைய யதார்த்தத்துடன் ஒத்துப்போகிறது என்பதை உணர்ந்தால், உங்கள் இகிகாயை நீங்கள் கண்டுபிடித்தது போல் தெரிகிறது. அதை எவ்வாறு செயல்படுத்துவது என்பதை அறிய தொடர்ந்து படிக்கவும்.

பிந்தையது என்றால், வருத்தப்பட வேண்டாம்; உங்கள் ikigai கண்டுபிடிப்பது சிறிது நேரம் ஆகலாம்.

உங்கள் இகிகாயைக் கண்டறிய, பலவிதமான தொழில்கள், பொழுதுகள் மற்றும்/அல்லது நோக்கங்களுடன் ஒன்று முதல் மூன்று படிகளை முயற்சிக்கவும். உங்களால் இன்னும் அதைக் கண்டுபிடிக்க முடியவில்லை எனில், பல்வேறு வேலைகள் மற்றும்/அல்லது கைவினைப் பொருட்களுடன் விளையாடி விளையாட முயற்சிக்கவும்.

எப்படி குறியீடு செய்வது, ரீடிங் கிளப்பில் சேருவது, லோகோவை உருவாக்குவது அல்லது கேக்குகளை சுடுவது எப்படி என்பதை நீங்கள் தேர்வுசெய்தாலும் பரவாயில்லை. உங்களுக்கு எது வேலை செய்கிறது என்பதை நீங்கள் கண்டுபிடிக்கும் வரை வெவ்வேறு விஷயங்களை முயற்சி செய்வது முக்கியம்.

உங்கள் ikigai கண்டுபிடிப்பது நீங்கள் தேர்ந்தெடுத்த தொழிலின் ஒவ்வொரு பகுதியையும் விரும்புவீர்கள் என்று உத்தரவாதம் அளிக்காது. குறைபாடுகளை கவனிக்காமல், முழுவதையும் தழுவிக்கொள்ளும் தயார்நிலையை இது குறிக்கிறது. ஏனென்றால், உங்கள் ஆர்வங்கள், திற-

மைகள் மற்றும் உலகின் தேவைகள் அனைத்தும் ஒன்றிணைந்த ஒரு தொழிலை நீங்கள் கண்டுபிடித்துள்ளீர்கள்.

உங்கள் இகிகாயை கண்டுபிடித்த பிறகு, அதை எவ்வாறு உயிர்ப்பிப்பது என்பது இங்கே:

உங்கள் Ikigai ஐ எவ்வாறு கண்டுபிடிப்பது: 4 எளிய படிகள்

முதலில், சில இடைநிலை இலக்குகளை அமைக்கவும்.

எப்படி தொடர்வது என்பது குறித்து இப்போது உங்களிடம் சில யோசனைகள் இருப்பதால், அடையக்கூடிய வருடாந்திர இலக்குகளை அமைக்க அந்த தகவலை நீங்கள் பயன்படுத்தலாம். உங்கள் வேலைத் தலைப்பை மேலாளராக மாற்றவும், புதிய அலுவலகத்திற்கு மாற்றவும் அல்லது வலை வடிவமைப்பு நிறுவனத்தைத் தொடங்கவும் சாத்தியமான விருப்பங்கள்.

உங்கள் வருடாந்தர இலக்குகளை நீங்கள் அமைத்த பிறகு, அவற்றை நிர்வகிக்கக்கூடிய மாதாந்திர நோக்கங்களாகப் பிரிக்கவும். உங்களின் இறுதி நோக்கத்தை நோக்கிப் பெருகிய முறையில் செயல்படுவதே தந்திரம்.

மேலாளராகப் பதவி உயர்வு பெறுவதே உங்கள் வருடாந்திர நோக்கமாக இருந்தால், ஒவ்வொரு மாதமும் நீங்கள் அதை நோக்கிச் செயல்பட வேண்டும். சில எடுத்துக்காட்டுகளில், மாவட்ட மேலாளருடன் நேரத்தைத் திட்டமிடுதல், உங்கள் அடுத்த படிகளைத் திட்டமிடுதல், தலைமைப் படிப்பில் சேருதல் மற்றும் தினசரி அடிப்படையில் கூடுதல் பணிகளை மேற்கொள்வது ஆகியவை அடங்கும்.

படி 2: அதற்கான உத்தியை உருவாக்கவும்

இரண்டாவதாக, உங்கள் மாதாந்திர இலக்குகளை வாராந்திர (அல்லது தினசரி) இலக்குகளாகப் பிரிக்க வேண்டும்.

தலைமைத்துவ மேம்பாட்டுப் பயிற்சியில் கலந்துகொள்வதே உங்கள் மாதாந்திர நோக்கமாக இருந்தால், நம்பகமான பயிற்சித் திட்டங்களைக் கண்டுபிடிப்பதே உங்கள் முதல் வாராந்திர நோக்கமாக இருக்கலாம். வருங்கால வழிகாட்டிகளுடன் வாராந்திர ஜூம் அமர்வுகளை ஒழுங்கமைப்பது ஒரு சிறந்த இரண்டாவது வாராந்திர நோக்கமாகும்.

உங்கள் நீண்ட கால மற்றும் குறுகிய கால இலக்குகளை நோக்கிய உங்கள் முன்னேற்றத்தைக் கண்காணிக்க விளக்கப்படம், காலண்டர் அல்லது நோட்பேடைப் பயன்படுத்தவும்.

உங்கள் திட்டங்களை ஒரே இடத்தில் வைத்து, அவற்றை எளிதாக அணுகும் வரை, நீங்கள் சரியாக இருக்க வேண்டும்.

உங்கள் திட்டத்தை இழக்க நேரிடும் என நீங்கள் கவலைப்பட்டால், உங்களிடம் கடின நகலும் டிஜிட்டல் காப்புப்பிரதியும் இருப்பதை உறுதிப்படுத்திக் கொள்ளுங்கள். உங்கள் பணியிட புல்லட்டின் பலகை அல்லது குளியலறை கண்ணாடி போன்ற ஒரு தெளிவான இடத்தில் கடின நகலை இடுகையிடவும்.

அடித்தள நெட்வொர்க்கை உருவாக்குவது மூன்றாவது படியாகும்.

உங்கள் வாழ்க்கையின் அழைப்பைத் தேடும் போது உங்களை நம்பும் மற்றும் உங்களை ஊக்குவிக்கும் நபர்களைக் கொண்டிருப்பது மிகவும் முக்கியமானது.

ஊக்கம் மற்றும் வழிகாட்டுதலின் உறுதியான அடித்தளத்தை உருவாக்க, ஒப்பிடக்கூடிய வெற்றியைப் பெற்ற வழிகாட்டிகள், பயிற்சியாளர்கள், பயிற்றுனர்கள் மற்றும் பிற நிபுணர்களுடன் சேருங்கள். உங்கள் நோக்கத்தைப் பகிர்ந்துகொள்பவர்களுடன் சேருங்கள்.

உங்கள் நெட்வொர்க்கை உருவாக்கவும், உரையாடலில் ஈடுபடவும், உங்கள் கூட்டாளிகளிடமிருந்து முடிந்தவரை அறிவைப் பெறவும்.

முறை 4: அதை சோதனைக்கு உட்படுத்துதல்

உத்தியோகபூர்வ மூலோபாயம் முடிந்ததும், நீங்கள் இப்போது அதை சோதனைக்கு உட்படுத்தலாம். உங்கள் குறுகிய மற்றும் நீண்ட கால இலக்குகளை நோக்கி நீங்கள் முன்னேறுவதைப் போல் உணர்கிறீர்களா? உண்மையில் உங்களை வருத்தப்படுத்துவது எது? என்ன நடக்கிறது என்று சொல்ல முடியுமா?

முதல்-படி கேள்விகள் அனைத்திற்கும் "ஆம்" என்று பதிலளிப்பதில் நம்பிக்கையுடன் இருக்கிறீர்களா? அது இல்லையென்றால், உங்கள் நோக்கங்களை நீங்கள் மறுபரிசீலனை செய்ய விரும்பலாம். கேள்வி "நான் என்ன செய்ய வேண்டும், அல்லது நான் எதைச் சாதிக்க வேண்டும் என்பதில் கவனம் செலுத்துகிறேனா?" என்பது இத்தருணத்தில் தன்னையே கேட்டுக்கொள்வது பயனுள்ள ஒன்றாகும்.

உங்கள் இகிகாயை கண்டுபிடிப்பதற்கு மூன்று சாத்தியமான தடைகள் உள்ளன.

உங்கள் ikigai கண்டுபிடிப்பது கடினமாக இருக்கலாம், ஆனால் போதுமான முயற்சியால் இது சாத்தியமாகும். நீங்கள் கடக்க வேண்டிய

சில சாத்தியமான தடைகள் இவை:

ikigai கண்டுபிடிப்புக்கான பாதையில் மூன்று சாத்தியமான சாலைத் தடைகள் உள்ளன.

1. முழுவதுமாக அதிக வேலையில் இருப்பது

ஒருவர் தங்கள் வாழ்க்கையின் அழைப்பைக் கண்டுபிடிக்க முயற்சிக்-கும்போது சமாளிக்க முடியாத உணர்வு பொதுவானது. முக்கிய விஷயம் என்னவென்றால், உங்களுக்குத் தேவைப்படும்போது உதவியை அணுக-வும்.

எவ்வளவு சிறியதாக இருந்தாலும், உங்கள் திட்டங்களுடன் தொடர்ந்து முன்னேறுங்கள். நிறுத்தாதே!

போதுமான நேரம் இல்லை (2)

நேரத்தின் நெகிழ்வான தன்மை ஒரு நேர்மறையான அம்சமாகும். நீங்கள் அதை எவ்வாறு ஏற்பாடு செய்கிறீர்கள் மற்றும் விரிவாக்குகிறீர்-கள் என்பதில் மட்டுமே நீங்கள் ஆக்கப்பூர்வமாக இருக்க வேண்டும்.

உதாரணமாக, ஒரு பொழுதுபோக்கிற்காக ஒரு மணிநேரம் முன்ன-தாகவே எழுந்திருக்க வேண்டும். அதற்குப் பதிலாக, உங்கள் தொழிலில் முன்னேற உதவும் பாட்காஸ்ட்டைக் கேட்க உங்கள் பயண நேரத்தைப் பயன்படுத்தலாம். உங்கள் காலெண்டரில் திறப்புகளைக் கண்டறிந்து, அதைச் செயல்பட வைக்க விஷயங்களை மறுசீரமைக்கவும்.

மூன்றாவதாக, கவலையை அடிப்படையாகக் கொண்ட அணுகு-முறை

நம் மனம் நம்மைப் பாதுகாப்பாக வைத்திருக்கத் தயாராக உள்ளது, ஆனால் சில நேரங்களில் அவை உண்மையான அச்சுறுத்தல்களைத் தவறாகப் புரிந்துகொள்கின்றன. இலக்கை நோக்கி வாகனம் ஓட்டும்-போது பயணிகள் இருக்கையில் அச்சத்தை வைப்பது பொது அறிவுக்கு எதிரானது. ஆனால் சில உடற்பயிற்சிகள் மூலம், விரைவில் நீங்கள் தேர்ச்சி பெற்றிருப்பதைக் காண்பீர்கள்.

முற்றும்

www.ingramcontent.com/pod-product-compliance
Lightning Source LLC
LaVergne TN
LVHW041644070526
838199LV00053B/3546
9798889863588